BEI GRIN MACHT SICH IHR WISSEN BEZAHLT

- Wir veröffentlichen Ihre Hausarbeit, Bachelor- und Masterarbeit
- Ihr eigenes eBook und Buch - weltweit in allen wichtigen Shops
- Verdienen Sie an jedem Verkauf

Jetzt bei www.GRIN.com hochladen und kostenlos publizieren

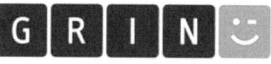

Bibliografische Information der Deutschen Nationalbibliothek:

Die Deutsche Bibliothek verzeichnet diese Publikation in der Deutschen Nationalbibliografie; detaillierte bibliografische Daten sind im Internet über http://dnb.d-nb.de/ abrufbar.

Dieses Werk sowie alle darin enthaltenen einzelnen Beiträge und Abbildungen sind urheberrechtlich geschützt. Jede Verwertung, die nicht ausdrücklich vom Urheberrechtsschutz zugelassen ist, bedarf der vorherigen Zustimmung des Verlages. Das gilt insbesondere für Vervielfältigungen, Bearbeitungen, Übersetzungen, Mikroverfilmungen, Auswertungen durch Datenbanken und für die Einspeicherung und Verarbeitung in elektronische Systeme. Alle Rechte, auch die des auszugsweisen Nachdrucks, der fotomechanischen Wiedergabe (einschließlich Mikrokopie) sowie der Auswertung durch Datenbanken oder ähnliche Einrichtungen, vorbehalten.

Impressum:

Copyright © 2019 GRIN Verlag
Druck und Bindung: Books on Demand GmbH, Norderstedt Germany
ISBN: 9783668950962

Dieses Buch bei GRIN:

https://www.grin.com/document/470170

Aaron Fischer

Geschlechtsspezifische Unterschiede im Schmerzempfinden

GRIN Verlag

GRIN - Your knowledge has value

Der GRIN Verlag publiziert seit 1998 wissenschaftliche Arbeiten von Studenten, Hochschullehrern und anderen Akademikern als eBook und gedrucktes Buch. Die Verlagswebsite www.grin.com ist die ideale Plattform zur Veröffentlichung von Hausarbeiten, Abschlussarbeiten, wissenschaftlichen Aufsätzen, Dissertationen und Fachbüchern.

Besuchen Sie uns im Internet:

http://www.grin.com/

http://www.facebook.com/grincom

http://www.twitter.com/grin_com

Geschlechtsspezifische Unterschiede im Schmerzempfinden zwischen einer biologischen Frau und einem biologischen Mann

Hausarbeit

vorgelegt von

Aaron Fischer

Hochschule Niederrhein
Fachbereich Gesundheitswesen
Studiengang Bachelor Pflege

Wintersemester 2018

1. Einleitung:

Eine Umfrage des Robert-Koch-Instituts von 1998 zum Thema Schmerz stellt dar, dass über 90 Prozent der Befragten in den letzten 12 Monaten vor der Befragung Schmerzen erfahren haben (Icenhour, Elsenbruch & Benson, 2015). Dies verdeutlicht, dass Schmerz ein sehr verbreitetes und wichtiges Thema ist.

Diese Hausarbeit befasst sich mit der Frage, ob es geschlechtsspezifische Unterschiede im Schmerzempfinden und der Schmerzbewertung zwischen einer biologischen Frau und einem biologischen Mann gibt.

Erst vor ca. 30 Jahren ist die Frage nach Geschlechtsunterschieden bei Schmerzen „Gegenstand systematischer, wissenschaftlicher Untersuchungen geworden" (Icenhour et al., 2015, S. 22). In der Forschung wird nicht nur die biologisch-geschlechtliche Komponente berücksichtigt, sondern auch die psychologische sowie die soziale Komponente (Icenhour et al., 2015). Dies lässt erkennen, dass mögliche Geschlechtsunterschiede im Schmerzempfinden nicht nur auf biologischen Faktoren des Geschlechts basieren könnten, sondern ihre Ursache auch in der Psychologie wie auch der Soziologie des Individuums zu finden sein könnten.

2. Methodik:

Um die Frage nach Geschlechtsunterschieden im Schmerzempfinden näher zu erforschen wurde eine Literaturrecherche auf livivo.de wie auch auf google-scholar.de mit den Suchbegriffen „Pain", „Gender", „Schmerz", „Geschlecht", „Unterschiede" und „Differences" durchgeführt. Die Suche wurde weiter in online frei verfügbare Literatur unterteilt und es wurde sich auf den Bereich der Medizin und Gesundheit konzentriert. Dann wurden die speziellen Datenquellen ETHMED, HECLINET, Katalog der NLM, Katalog ZB MED, MEDLINE, PSYNDEX und SOMED auf livivo.de ausgewählt, um eine detaillierte Suche aus dem Raum des Gesundheitswesens zu erhalten.

Es fanden sich vier passende Studien zur möglichen Beantwortung der Frage.

Die erste Studie heißt "The effects of sex and gender role on responses to pressure pain" von Kröner-Herwig, Gaßmann, Tromsdorf und Zahrend und stammt aus dem Jahre 2012. In dieser Studie gehen die Autoren der Frage nach, ob und wie die Geschlechterrolle wie auch das biologische Geschlecht selbst die Schmerzwahrnehmung beeinflusse. Dazu wurde ein Kraftmessgerät mit einer Gummispitze an die Innenseite des Unterarms jedes

Probanden angebracht und mit einer kontinuierlichen Geschwindigkeit so gleichmäßig wie möglich gegen den Unterarm gepresst. Zur Ermittlung der Schmerzensgrenze wurde die Stärke des Drucks, der durch das Kraftmessgerät ausgeübt wurde, um 1 kg/s, angefangen bei 0 kg, erhöht und die Probanden sollten per verbalen Ausdrucks die erreichte Schmerzensgrenze signalisieren. In der Studie fanden Kröner-Herwig et al. heraus, dass die Geschlechterrolle das Schmerzempfinden eines Individuums nicht beeinflusse, dafür aber die Angst vor Schmerzen eine wichtige Rolle in der Schmerzempfindung spiele (Kröner-Herwig et al., 2012).

Die zweite gefundene Studie von Averbeck, Seitz, Kolb und Kutz heißt „Sex differences in thermal detection and thermal pain threshold and the thermal grill illusion: a psychophysical study in young volunteers." und erschien 2017. Sie befasst sich mit der Frage, ob es Geschlechtsunterschiede in der Wärme- und Kälteerkennung und der thermalen Schmerzensgrenze bei Männern und Frauen gebe. Zur Erforschung der Wärme- und Kälteerkennung der Probanden befestigten die Testleiter eine Thermode an der Innenseite des Unterarms, nahe des Handgelenks, welche eine Temperaturbreite von 20 bis 40 °C umfasste. Die Probanden sollten einen Knopf drücken, wenn sie eine Temperaturveränderung wahrgenommen haben, sich die Richtung der Temperaturveränderung verändert hat oder die Temperatur zur Basistemperatur zurückgekehrt ist (Kröner-Herwig et al., 2012).

Um die Kälte- und Hitzeschmerzensgrenzen zu ermitteln, wurde eine Thermode am Daumenballen des Probanden befestigt und von der Basistemperatur 32 Grad Celsius aus erhitzt oder abgekühlt. Die Probanden sollten erneut einen Knopf drücken, wenn sie eine unangenehme oder schmerzhafte Hitze bzw. Kälte wahrgenommen haben (Kröner-Herwig et al., 2012).

Die Ergebnisse der Studie legen dar, dass Frauen Wärme- und Kälteveränderungen schneller wahrnehmen als Männer und dass Frauen außerdem eine niedrigere Hitzeschmerzensschwelle haben als Männer (Averbeck, Seitz, Kolb & Kutz, 2017). Zudem haben Frauen nach Averbeck et al. eine höhere Kälteschmerzensschwelle als Männer, sie empfinden Kälte im Vergleich zu Männern also schneller als schmerzhaft.

In der dritten Studie „Fear of Severe Pain Mediates Sex Differences in Pain Sensitivity Responses to Thermal Stimuli.", welche 2014 veröffentlicht wurde, gehen die Autoren Horn, Alappattu, Gay und Bishop der Frage nach, ob es eine Beziehung zwischen dem biologischen Geschlecht, der Angst vor Schmerzen bei thermalen Stimuli und der Schmerzsensibilität gebe. Dazu führten die Testleiter dem sitzenden Probanden einen Hitzestimuli an der Wade unterhalb der Kniekehle zu (Horn, Alappattu, Gay & Bishop, 2014). Die Testleiter begannen mit der Basistemperatur von 32 Grad Celsius und steigerten dann die Temperatur um 0,5 °C pro Sekunde, bis der Proband verbal einen Schmerz signalisierte (Horn et al., 2014).

Die Probanden füllten vor Beginn der Applikation der Hitzestimuli einen „fear of pain questionnaire (FPQ-III)" (Horn et al., 2014, S. 1) aus, aus dem hervorging, dass Frauen eine höhere Angst vor heftigen Schmerzen haben als Männer (Horn, Alappattu, Gay & Bishop, 2014).

Horn et al. kamen zu dem Ergebnis, dass Frauen eine niedrigere Schmerzensschwelle bei thermalen Stimuli aufweisen, eine höhere Schmerzbewertung aufzeigen und eine höhere Schmerzsensitivität im Vergleich zu den Männern besitzen (Horn, Alappattu, Gay & Bishop, 2014).

In der letzten Studie "Pupillometry: The Influence of Gender and Anxiety on the Pain Response." von Bertrand A., Garcia, Viera, Santos und Bertrand R., aus dem Jahre 2013, wurde die Schmerzreaktion der Probanden durch Pupillometrie gemessen und es wurden die Einflussfaktoren Gender und Angst in Bezug zur Schmerzreaktion gesetzt.

Bertrand et al. wählten die Pupillometrie zur Messung der Pupillendilatation und dem daraus resultierenden Durchmesser der Pupille in Millimetern während eines zugeführten Schmerzreizes, da die Pupille als Reaktion auf Schmerz geschlechtsunabhängig dilatiere (Bertrand, A., Garcia, Viera, Santos & Bertrand, R., 2013).

Die Probanden wurden anhand der Faktoren Alter, BMI und Angstlevel, gemessen durch den Beck Anxiety Inventory Test, in mehrere Gruppen eingeteilt. Dann wurden sie dem Pupillometrietest unterzogen, in dem sie Kinn und Kopf auf dem Retinographen platzierten, welcher dann die Dilatation der Pupille während des Schmerzreizes messen sollte (Bertrand et al., 2013). Der Schmerzreiz wurde in Form eines Druckstimulus auf den mittleren Phalanx der dorsalen Seite des rechten Mittelfingers mit einer kontrollierten Standardintensität ausgeübt und dauerte 20 Sekunden an. Die Testleiter überprüften den Pupillendurchmesser in drei Abschnitten. Einmal im Zeitraum vor Beginn des Schmerzreizes, welcher 40 Sekunden andauerte, dann im Zeitraum des externen

Schmerzreizes, welcher 20 Sekunden andauerte und zuletzt im Zeitraum nach der Entfernung des externen Schmerzreizes für 40 Sekunden (Bertrand et al., 2013). Bertrand et al. stellten fest, dass der Pupillendurchmesser während des Schmerzreizes geschlechts- und angstunabhängig anstieg. Zudem stellten sie fest, dass Männer und Frauen mit normaler bis starker Angst vor Schmerzen eine größere Pupillendilatation aufwiesen als Männer und Frauen mit milder oder keiner Angst (Bertrand et al., 2013). Aus ihren Ergebnissen folgerten sie, dass nicht das Geschlecht der beeinflussende Faktor für das Schmerzempfinden sei, sondern die Angst vor Schmerzen mit dem Schmerzempfinden korreliere (Bertrand et al., 2013).

3. Ergebnisse:

Im Folgenden werden die Ergebnisse der Studien miteinander verglichen und auf Unterschiede und Gemeinsamkeiten eingegangen, um die Frage nach den Geschlechtsunterschieden im Schmerzempfinden genauer zu beantworten.
Alle vier Studien befassen sich mit dem Thema Schmerz und den Unterschieden in der Empfindung der Schmerzen zwischen den biologischen Geschlechtern Mann und Frau. Dabei gehen Kröner-Herwig et al. und Bertrand et al. explizit auf die Empfindung von Schmerzen bei der Applikation von Druckschmerz ein, wohingegen sich Averbeck et al. und Horn et al. in ihren Studien mit der Schmerzempfindung bei thermalen Schmerzen auseinandergesetzt haben.
Im weiteren Verlauf werden die Hauptaspekte „Schmerzbewertung, Schmerzempfinden und Schmerzwellen", „Geschlechterrolle" und „Angst vor Schmerzen" in Bezug auf die vorliegenden vier Studien und die Forschungsfrage näher dargestellt und erarbeitet.

3.1: Schmerzbewertung, Schmerzempfinden und Schmerzschwellen

Die Forschungsteams um Averbeck et al., Kröner-Herwig et al. und Horn et al. wählten alle die Methode der „Numeric Rating Scale" zur Bewertung der empfundenen Schmerzintensitäten. Hierbei sollten die Probanden die subjektiv empfundene Schmerzintensität verbalisieren, in dem sie ihre Schmerzen auf einer Skala von 0 bis 100 einordnen, wobei 0 für „kein Schmerz" steht und 100 für „schlimmster Schmerz" (Averbeck et al., 2017; Horn et al., 2014). Die „Numeric Rating Scale" von Kröner-

Herwig et al. war eine 11-Punkt-Skala, bei der 0 für „keine Schmerzen, nicht unangenehm" steht und 10 für „größten vorstellbaren Schmerz, extrem unangenehm". Averbeck et al. und Kröner-Herwig et al. fanden in ihren Studien heraus, dass Frauen den zugeführten Schmerzreiz im Vergleich zu den Männern als unangenehmer empfanden. Die wahrgenommene Schmerzintensität unterschied sich jedoch in den beiden Studien. Die weiblichen Probanden wiesen eine höhere Schmerzintensität in Bezug auf den Druckschmerz auf als Männer (Kröner-Herwig et al., 2012), bei der thermalen Reizapplikation zeigten sich jedoch keine Unterschiede in der Empfindung der Schmerzintensität (Averbeck et al., 2017).

Bertrand et al. fanden heraus, dass die Dilatation der Pupille ein objektiver Marker für Schmerzen bei Männern und Frauen sei, konnten jedoch bei der Applikation des Druckschmerzreizes keine signifikanten Dilatationsunterschiede der Pupille zwischen Männern und Frauen feststellen (Bertrand et al., 2013). Daraus folgerten sie, dass das Geschlecht die Schmerzempfindung nicht beeinflusse (Bertrand et al., 2013).

Averbeck et al. und Horn et al. erforschten die Geschlechtsunterschiede in der Empfindung von Wärme und Kälte und die damit verbundenen thermalen Schmerzgrenzen. Sie fanden heraus, dass Frauen niedrigere Wärmeerkennungsschwellen aufzeigen als Männer, somit also Wärmeveränderungen schneller wahrnehmen und ebenfalls auch eine niedrigere Kälteerkennungsschwelle besitzen, demnach Kälteveränderungen schneller wahrnehmen (Averbeck et al., 2017).

Zudem zeigten Frauen in beiden Studien niedrigere thermale Schmerzschwellen auf als Männer (Averbeck et al., 2017; Horn et al., 2014). Frauen zeigten eine höhere Kälteschmerzschwelle und eine niedrigere Hitzeschmerzschwelle, empfanden einen Kältereiz wie auch einen Hitzereiz demnach, im Vergleich zu den Männern, schneller als schmerzhaft (Averbeck et al., 2017).

Es kann hier also festgehalten werden, dass Frauen sensibler bei der Temperaturerkennung wie auch der Temperaturschmerzensschwelle sind (Averbeck et al., 2017) und sensibler auf mechanischen Schmerz reagieren (Kröner-Herwig et al., 2012).

3.3: Geschlechterrolle

Kröner-Herwig et al. haben in ihrer Studie die Annahme in Betracht gezogen, dass die Geschlechterrolle das Schmerzempfinden des Individuums beeinflussen könne. Dazu ließen sie die Probanden vor Applikation der Schmerzreize einen BSRI-Test zur Erfassung der Geschlechterrolle ausfüllen (Kröner-Herwig et al., 2012). Hierbei sollte der Proband 60 Adjektive mit Hilfe einer 7-Punkt-Skala ordnen mit der Fragestellung, wie sehr das Adjektiv das persönliche, individuelle Selbstkonzept beschreibe (Kröner-Herwig et al., 2012). Für die spätere Auswertung des Tests haben die Forscher um Kröner-Herwig die Adjektive in männliche und weibliche aufgeteilt, so sei z.b. „willensstark" oder „energisch" ein Attribut für die Männerrolle und „romantisch" oder „sensibel" ein Attribut für die Frauenrolle (Kröner-Herwig et al., 2012). Daraus errechne sich dann der „androgyny score" (Kröner-Herwig et al., 2012, S. 3), welcher angebe, ob man mehr männliche oder mehr weibliche Attribute ausgewählt hat und somit eher der männlichen oder der weiblichen Geschlechterrolle zugehörig sei (Kröner-Herwig et al., 2012).

Kröner-Herwig et al. analysierten im Anschluss die Ergebnisse des BSRI-Tests in Relation zu den erforschten Parametern und fanden heraus, dass der subjektiv empfundene sensorische Schmerz bei maskulinen Frauen am höchsten und bei maskulinen Männern am niedrigsten war (Kröner-Herwig et al., 2012). Die Ergebnisse verliefen jedoch unter der Signifikanzschwelle und wurden somit nicht weiter berücksichtigt.

Sie kamen zu dem Ergebnis, dass die Geschlechterrolle keine signifikanten Einflüsse auf die Empfindung von Schmerzen habe und somit kein relevanter Parameter in der Erforschung von Unterschieden im Schmerzempfinden zwischen einem Mann und einer Frau sei (Kröner-Herwig et al., 2012).

Averbeck et al. und Kröner-Herwig et al. erkannten in ihren Studien, dass das Geschlecht der Versuchsleiter einen Einfluss auf das Ergebnis der verbalisierten oder der durch Knopfdruck angegebenen Schmerzbeurteilung haben könne. Denn beide Studien wählten für die Versuchsleitung jeweils weibliche Versuchsleiter aus, wodurch die Geschlechtsunterschiede im Schmerzempfinden möglicherweise beeinflusst wurden (Kröner-Herwig et al., 2012). Es konnte festgestellt werden, dass Männer bei

schmerzhaften Stimuli eine schwächere Reaktion aufzeigen, wenn der Versuchsleiter weiblich anstatt männlich ist (Averbeck et al., 2017).
Es kann also resümierend gesagt werden, dass die Geschlechterrolle die subjektive, tatsächliche Schmerzempfindung nicht beeinflusse (Kröner-Herwig et al., 2012). Das Geschlecht des Versuchsleiters beeinflusse jedoch die subjektiv wiedergegebene Schmerzbeurteilung bei Männern (Kröner-Herwig et al., 2012; Averbeck et al., 2017).

3.4: Angst vor Schmerzen

Kröner-Herwig et al., Bertrand et al. und Horn et al. fanden in ihren Studien heraus, dass nicht das Geschlecht der ausschlaggebende Faktor für die Unterschiede im Schmerzempfinden sei, sondern dass die Angst vor Schmerzen einen viel erheblicheren Einfluss auf das Schmerzerleben der Menschen habe.
Zur Feststellung der Angst der Probanden vor Schmerzen wählten Kröner-Herwig et al. die „Pain Anxiety Symptoms Scale (PASS)" (Kröner-Herwig et al., 2012, S. 3) aus. Bei diesem Fragebogen sollen die Probanden Fragen wie „Wenn ich Schmerzen spüre, fühle ich mich schwindelig oder schwach" oder „Ich versuche, Aktivitäten zu vermeiden, wenn ich verletzt bin" auf einer 5-Punkte Skala bewerten (Kröner-Herwig et al., 2012).
Kröner-Herwig et al. fanden heraus, dass die Pain Anxiety Symptoms Scale geeignet sei, um die kognitiv-emotionalen Charakteristika von Schmerz und deren Einfluss auf das Empfinden von Schmerzen zu untersuchen.
Es zeigte sich, dass Frauen eine höhere Angst gegenüber Schmerzen aufweisen als Männer (Kröner-Herwig et al., 2012).
Zudem stellten sie fest, dass Frauen mehr über Schmerzen nachdenken und mehr darüber grübeln würden als Männer, was wiederum mit der Empfindung von Schmerzen korreliere und diese beeinflusse (Kröner-Herwig et al., 2012).
Bertrand et al. benutzten einen Fragebogen zur Beurteilung der Angst vor Schmerzen, der anhand des „Beck Anxiety Inventory" (Bertrand et al., 2013, S. E259) ausgewertet wurde. Der Beck Anxiety Inventory ist unterteilt in vier Kategorien der Angst: kleinstes Angstlevel, mittleres Angstlevel, moderates Angstlevel und starkes Angstlevel (Bertrand et al., 2013). Dann unterteilten sie die Probanden anhand des Fragebogens in sechs Gruppen: Männer bzw. Frauen ohne Angst, Männer bzw. Frauen mit milder Angst und

Männer bzw. Frauen mit moderater bis starker Angst vor Schmerzen (Bertrand et al., 2013). Sie stellten fest, dass Männer und Frauen mit moderater bis starker Angst vor Schmerzen eine größere Pupillendilatation während des Schmerzreizes aufwiesen als Männer und Frauen mit keiner oder nur milder Angst (Bertrand et al., 2013). Da die Pupillendilatation ein objektiver Schmerzmarker sei und bei Männern und Frauen in Reaktion auf Schmerzen dilatiere (Bertrand et al., 2013), kann hier festgehalten werden, dass nicht das biologische Geschlecht an sich die unterschiedliche Pupillendilatation und damit die unterschiedliche Schmerzempfindung ausmache, sondern die Angst vor Schmerzen hier der ausschlaggebende Faktor sei und die Nozizeption geschlechtsunabhängig beeinflusse (Bertrand et al., 2013).

Horn et al. ließen ihre Probanden vor Beginn der Schmerzreiztests mit thermalen Stimuli zuerst einen „Fear of Pain Questionnaire (FPQ-III)" (Horn et al., 2014, S. 2) ausfüllen. Hierbei sollten die Probanden anhand einer 5-Punkte Skala ihre Angst vor Schmerzen in Bezug auf spezielle Situationen angeben, die sich in drei Bereiche gliedern lassen: Angst vor schwachen Schmerzen, Angst vor starken Schmerzen und Angst vor medizinischen Schmerzen (Horn et al., 2014). Anschließend wurden dann bei den Probanden die thermalen Reize appliziert und die Schmerzgrenzen, die Schmerzsensitivität und die Schmerzbewertung beobachtet (Horn et al., 2014).

Bei der Auswertung der FPQ-Fragebögen stellte sich heraus, dass es einen signifikanten Unterschied zwischen den Geschlechtern in der Angst vor der Empfindung von starken Schmerzen gebe (Horn et al., 2014). Frauen berichten von höherer Angst vor starken Schmerzen als Männer und Horn et al. schlussfolgerten, dass diese erhöhte Angst vor starken Schmerzen mit einer höheren Schmerzempfindlichkeit korreliere.

Sie stellten bei ihren Tests zur Erforschung der thermalen Schmerzgrenzen fest, dass Frauen eine höhere Schmerzbewertung aufwiesen als Männer und folgerten daraus, dass Frauen eine größere Schmerzsensibilität hätten (Horn et al., 2014).

Es zeigte sich, dass je höher die Temperatur und damit der zugeführte Schmerzreiz sei, desto eine größere Rolle spiele die Angst vor Schmerzen und desto eher sei die Angst vor Schmerzen der signifikante Prädikator bei der Schmerzempfindung, und nicht das Geschlecht an sich (Horn et al., 2014).

Es kann also zusammenfassend zur Studie von Horn et al. gesagt werden, dass Frauen eine höhere Angst vor starken Schmerzen aufzeigen als Männer und dies mit der höheren Schmerzempfindlichkeit der Frauen zusammenhänge (Horn et al., 2014).

4. Zusammenfassung der Ergebnisse

Anschließend werden die herausgearbeiteten Ergebnisse zum biologischen Geschlecht und Schmerz, zur Geschlechterrolle und Schmerz und zu der Angst vor Schmerzen zusammengefasst und die Studien kurz kritisch reflektiert.

Zum Einfluss des biologischen Geschlechts auf die Schmerzempfindung ist zusammenfassend zu sagen, dass Frauen sensibler auf mechanischen Schmerz reagieren und auch eine höhere Schmerzintensität in Bezug auf mechanischen Schmerz benennen (Kröner-Herwig et al., 2012), wohingegen sich die wahrgenommene Schmerzintensität bei thermalen Schmerzreizen zwischen Männern und Frauen nicht signifikant unterscheidet (Averbeck et al., 2017).

Bei der Pupillometrie wurde deutlich, dass das Geschlecht nicht der signifikante Faktor für die Unterschiede im Schmerzempfinden zwischen den biologischen Geschlechtern sei (Bertrand et al., 2013), sondern dass die Angst vor heftigen Schmerzen einen viel höheren Einfluss auf das Schmerzempfinden habe (Bertrand et al., 2013; Horn et al., 2014; Kröner-Herwig et al., 2012).

Es wurde festgestellt, dass die Angst vor heftigen Schmerzen bei Frauen höher sei als bei den Männern und mit der Intensität der Schmerzreize ansteige und gleichzeitig die tatsächlich wahrgenommene Schmerzintensität bei Temperaturen um 49 °C und 51 °C bei Frauen als intensiver und schmerzvoller empfunden wurde als bei den Männern (Horn et al., 2014).

Bertrand et al. fanden heraus, dass maskuline Frauen den sensorischen Schmerz als am schmerzhaftesten bewerteten, wohingegen maskuline Männer den subjektiven Schmerz als weniger schmerzvoll einstuften. Dies könnte im Zusammenhang damit stehen, dass Männer ihren Schmerz nicht öffentlich zeigen und nicht öffentlich als stark einstufen wollen aufgrund der vorherrschenden gesellschaftlichen Rolle des „starken Mann[es]" (Elsenbruch et al., 2014) ,was zum Beispiel bei der niedrigeren Schmerzbewertung der Männer in Anwesenheit von weiblichen Testleitern deutlich wird (vgl. Averbeck et al., 2017).

Im Folgenden werden einige Kritikpunkte genannt, die bei der Bearbeitung der Studien aufgefallen sind.

Den ersten Kritikpunkt benennen Kröner-Herwig et al. in ihrer Studie selbst, denn sie sind der Meinung, dass ihr Fragebogen zur Geschlechterrolle, welcher Ende der 1980er entwickelt wurde, in der heutigen Zeit an Validität verloren habe und somit das heutige Verständnis der Geschlechterrolle nicht korrekt erfassen könne (Kröner-Herwig et al., 2012).

Ein weiterer Kritikpunkt ist die Wahl eines weiblichen Testleiters. Es gibt in den hier bearbeiteten Studien keinen Vergleich der Schmerzempfindung bei Männern zwischen einer weiblichen und einem männlichen Testleiter, es liegen lediglich die erhobenen Daten bei der Testung durch eine weibliche Testleiterin vor (vgl. Kröner-Herwig et al., 2012; Averbeck et al., 2017). Hier sollten noch weitere Studien mit weiblichen und männlichen Testleitern stattfinden und diese im Anschluss auf die Unterschiede in der Schmerzbewertung untersucht werden.

Zusammenfassend kann man sagen, dass Frauen niedrigere Schmerzschwellen in Bezug auf thermale Reize aufweisen (Averbeck et al., 2017) und Druckschmerzen im Allgemeinen als unangenehmer und schmerzhafter empfinden als Männer. Somit bestehen also Unterschiede im Schmerzempfinden zwischen Männern und Frauen (Kröner-Herwig et al., 2012). Es zeigte sich jedoch bei genauerer Betrachtung, dass das Geschlecht nicht der ausschlaggebende Faktor für ein unterschiedliches Schmerzempfinden sei, sondern psychosoziale Faktoren wie die Angst vor Schmerzen eine größere Rolle in der Schmerzempfindung bei den Geschlechtern spiele (Kröner-Herwig et al., 2012; Horn et al., 2014; Bertrand et al., 2013).

5. Relevanz für die Praxis

Aus den in dieser Hausarbeit zusammengefassten Faktoren, die einen Einfluss auf die Geschlechtsunterschiede im Schmerzempfinden haben, lassen sich einige praktische Implikationen für die Behandlung von Patienten ableiten.

Bei einer Schmerzbehandlung eines Patienten sollte in Zukunft nicht nur der Patient an sich und sein biologisches Geschlecht gesehen und berücksichtigt werden, sondern es sollte auch auf seine psychosoziale Ebene eingegangen werden (vgl. Horn et al., 2014).

Es sollte ein Wissen über die unterschiedlichen Angstausprägungen der Patienten vor Schmerzen und der damit erhöhte Schmerzwahrnehmung (vgl. Horn et al., 2014; Kröner-Herwig et al., 2012) bei den Ärzten wie auch Pflegekräften vorherrschen und zeitgleich beeinflussend darauf eingewirkt werden, zum Beispiel durch angstlindernde Gespräche.

Zudem sollte beachtet werden, dass Frauen niedrigere Schmerzschwellen aufweisen (Kröner-Herwig et al., 2012; Horn et al., 2014; Averbeck et al., 2017) und somit möglicherweise schneller einen Bedarf an Analgetikern anfordern könnten.

Außerdem sollte in Betracht gezogen werden, dass Frauen Schmerzen als intensiver und unangenehmer empfinden (vgl. Kröner-Herwig et al., 2012). Somit sollten mögliche Aussagen über ein verstärktes Schmerzempfinden der Patientinnen ernst genommen und bei der Schmerzbehandlung berücksichtigt werden (vgl. Kröner-Herwig et al., 2012).

Literaturverzeichnis:

Averbeck, B., Seitz, L., Kolb, F. P., & Kutz, D. F. (2017). Sex differences in thermal detection and thermal pain threshold and the thermal grill illusion: a psychophysical study in young volunteers. *Biology of Sex Differences, 2017, 8(1).*

Bertrand, A. L., Garcia, J. B. S., Viera, E. B., Santos, A. M., & Bertrand, R. H. (2013). Pupillometry: The Influence of Gender and Anxiety on the Pain Response. *Pain Physician, 16, E257 – E266.*

Elsenbruch, S., Schmid, J., & Benson, S. (2012). Geschlechtsunterschiede bei Schmerzen. Interaktion zwischen psychosozialen und biologischen Faktoren. *Unikate, 2012 (41), 20 – 29.*

Horn, M. E., Alappattu, M. J., Gay, C. W., & Bishop, M. (2014). Fear of Severe Pain Mediates Sex Differences in Pain Sensitivity Responses to Thermal Stimuli. *Pain Research and Treatment, 2014, 1 – 7.*

Kröner-Herwig, B., Gaßmann, J., Tromsdorf, M., & Zahrend, E. (2012). The effects of sex and gender role on responses to pressure pain. *GMS Psycho-Social-Medicine, 9, 1 – 10.*

BEI GRIN MACHT SICH IHR WISSEN BEZAHLT

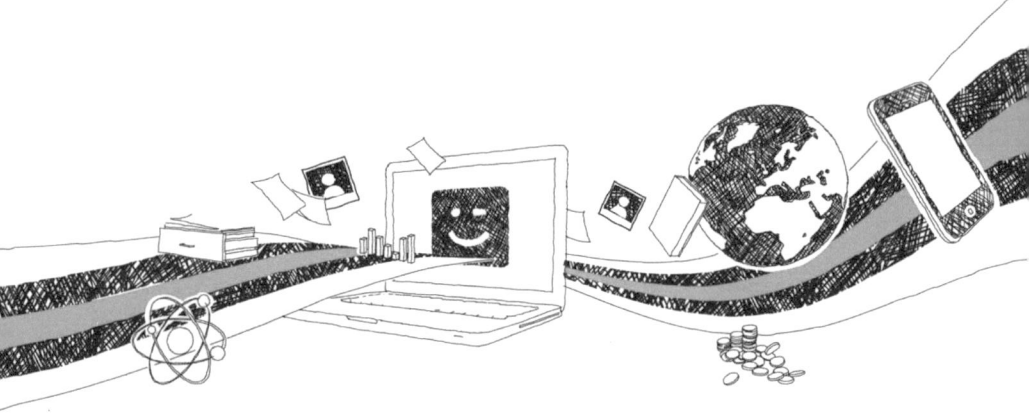

- Wir veröffentlichen Ihre Hausarbeit, Bachelor- und Masterarbeit

- Ihr eigenes eBook und Buch - weltweit in allen wichtigen Shops

- Verdienen Sie an jedem Verkauf

Jetzt bei www.GRIN.com hochladen und kostenlos publizieren

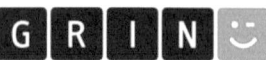